Curación por la miel

Curación por la miel

Editorial Época, S.A. de C.V.
Emperadores No. 185
Col. Portales
03300 México, D.F.

ADVERTENCIA

Antes de aplicar en la práctica clínica los conocimientos científicos vertidos en cualquier libro de medicina, debe valorarse su pertinencia debido a que los procedimientos médicos y las dosificaciones farmacológicas evolucionan constantemente. Es muy recomendable que todo facultativo consulte fuentes de información adicionales para tener la seguridad de que sus decisiones contengan siempre actualizaciones sobre cambios de dosis, contraindicaciones y supresiones o nuevas emisiones de fármacos. Por tanto, es el lector (no el autor ni el editor) el responsable tanto del uso de información aquí publicada, como de los resultados que obtenga con ella.

Curación por la miel

© Derechos reservados, 2006
© Por Editorial Época, S.A. de C.V.
Emperadores No. 185
Col. Portales
03300-México, D.F.
E-mail: edesa2004@prodigy.net.mx
www.editorial-epoca.com.mx
Tels. 56 04 90 72
     56 04 90 46

ISBN-970627472-0

Impreso en México - *Printed in Mexico*

Introducción

La miel podría ser considerada el alimento perfecto, porque, además de su delicioso sabor, tiene propiedades nutricionales y medicinales. Por lo que ha sido sabiamente utilizada como alimento en todas las épocas y culturas de la humanidad, cuestión por la cual no ha sido una novedad el conocimiento de sus extraordinarias aplicaciones.

Los divinos y curiosos griegos encontraron en la miel propiedades antisépticas, calmantes, tonificantes, diuréticas y laxantes. Incluso en la cultura egipcia formaba parte de los elementos rituales utilizados para la momificación, además de que se le incluía entre los alimentos que el difunto llevaba para no pasar hambre durante su viaje hasta el más allá.

Y es que debido a sus componentes, la miel está clasificada en el grupo de los alimentos hidrocarbonados, es decir, los que están formados por hidrógeno, carbono y oxígeno, elementos que proporcionan calorías al organismo, lo que después se traduce como energía.

Pero además la miel tiene 70 sustancias diferentes, obtenidas por supuesto de las cientos de flores que las abejas visitan para lograr su recolección. Para tener una idea generalizada de las propiedades de la miel, le diremos que 60% de la miel está compuesto por monosacáridos, azúcares simples que el organismo asimila directamente; 1.7% de sacarosa; 4.8% de dextrina; 0.2% de gomas naturales, las cuales, junto a la dextrina, impiden que la miel se cristalice; 0.8% de materias nitrogenadas, proteínas y aminoácidos, entre otros; 2.8% de materias no azucaradas; 20% de agua y 0.3% de ácidos orgánicos. Pero además contiene ácido cítrico, láctico, fórmico y fosfórico.

Dentro del grupo de las vitaminas, sabemos que la miel contiene pequeñas cantidades del grupo B, C y ácido pantoténico. La miel aporta 325 calorías por cada 100 gramos, por lo que es muy recomendable para todas aquellas personas que realizan esfuerzos físicos. Pero más allá del sabor y propiedades medicinales, la miel puede utilizarse de muy diversas formas. Por ejemplo, gracias a sus propiedades cicatrizantes y humectantes, la miel puede ser utilizada en cremas y ungüentos para la piel. Diluida en leche tibia es una excelente loción que se aplica en el rostro y el cuerpo; mezclada con yema de huevo y unas gotas de aceite es ideal para el cutis seco, o mezclada con jugo de limón combate el brillo facial. Pero además, es una excelente aliada a la hora de combatir las arrugas. Por éstas y mil razones más, la miel nunca debe faltar en su despensa.

La miel en la historia

Por su composición global, por ser un alimento natural y vivo, la miel es capaz de ejercer una acción benéfica en el organismo humano, atribuyéndole infinidad de propiedades. A través de los tiempos se ha empleado como remedio para la salud, unas veces consumiéndola y otras simplemente aplicándola.

Fueron los árabes los primeros difusores en el mundo occidental de sus aplicaciones en farmacia, dando lugar a nuevos preparados farmacéuticos: los jarabes y los robs. Por influencia del árabe Mesué, el Recetario Florentino, primera farmacopea del mundo en el siglo xvi, empleó la miel y la cera como ingredientes de mucho valor.

Sin embargo, la primera obra de farmacia que se encontró en español fue el "Modus Faciendi" del monje Fray Bernardo de Laredo, en el siglo xvi. En ella se puede comprobar cuánta atención y cuidado requería la miel para ser empleada en farmacia. Además de que nos enseña a clasificarla, poniendo cuidado en las cantidades de agua y miel a emplear.

En la actualidad, numerosos científicos y autores defienden la teoría de que la miel tiene las propiedades médicas de las plantas de las cuales procede. Por lo que una propiedad plenamente reconocida de la miel es su poder antiséptico, que unido a su poder de ablandamiento, hacen de ella un excelente cicatrizante y protector de la piel, siendo muy empleada tópicamente en quemaduras, heridas y grietas.

Historia de la apicultura

Antes de abordar en el tema, debemos dejar en claro qué es la apicultura. Pues bien, si analizamos etimológicamente observamos que la palabra proviene del latín *apis*, que significa "abeja" y *cultura*, que significa "cultivo". Por lo tanto, podemos definir apicultura como la ciencia que se dedica a la cría de las abejas.

Quien se dedica a la apicultura obtiene dos tipos de beneficios económicos: el primero, de la venta de los productos apícolas, tales como: miel, polen y cera; y el segundo, cuando realiza la acción de vector (conductor) de polen en los cultivos.

La apicultura nació cuando el hombre intentó conocer el mundo de las abejas. Para ello tomó un tronco hueco e intentó mantener una colonia. Esto debido a que desde el año 2500 a.C. ya había evidencias del aprovechamiento de abejas por parte de los egipcios en sus jeroglíficos. Sin embargo, no fue hasta el año 1500 a.C. cuando se escribió acerca de las abejas, siendo ésta la primera evidencia escrita sobre la importancia de la apicultura.

Años más tarde, los árabes hicieron referencia al manejo de las colmenas. Y posteriormente, en el siglo XVI, Méndez de Torres escribió el primer texto sobre apicultura, en donde detalló cómo se reproducen las abejas. Sin embargo, no fue hasta el siglo XVIII cuando el avance de los conocimientos científicos permitió llevar a cabo un conocimiento más profundo del comportamiento de los animales individuales y del enjambre. Con esto se dio lugar a lo que hoy conocemos como apicultura técnica.

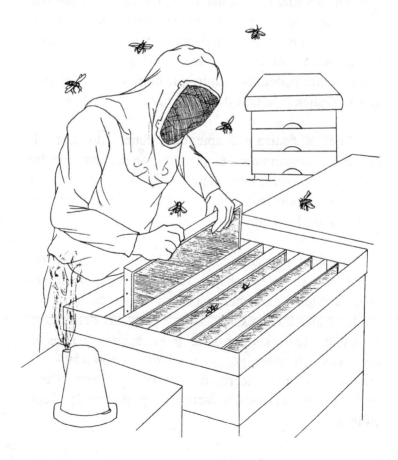

Después del descubrimiento de América, los coloni-
zadores llevaron al Nuevo Mundo colmenas repletas de
abejas para asentarlas en las nuevas colonias. Al llegar
los conquistadores a las tierras del norte y aclimatar en
ellas las abejas, los indígenas las consideraron como el
animal característico del hombre blanco, de la misma
manera que el búfalo lo era del piel-roja.

Y a pesar de la competencia que le suponía la caña de
azúcar como edulcorante, la apicultura se siguió desarro-
llando por la importancia que alcanzó la miel en sus
aplicaciones farmacéuticas y cosméticas, aparte de culi-
narias y alimenticias.

Hoy en día existen dos tipos de apicultura:

✓ La sedentaria.

✓ La trashumante.

Sedentaria

Es aquella en la que la ubicación de la colmena no varía
y precisa de un aporte de alimento artificial.

Trashumante

Consiste en ir cambiando la situación del apiario siguien-
do la localización de la zona geográfica con el fin de
obtener un máximo de producción.

Esta última es la que por lo general se practica en nuestro país, ya que los apicultores tienden a mover sus colmenas llevándolas a diferentes zonas geográficas donde abundan las flores, sobre todo silvestres.

A lo largo del libro iremos utilizando algunos términos específicos propios de la apicultura, por lo que consideramos necesario mencionarle los principales términos que se emplean:

Colonia

Es el conjunto de todos los individuos (colmenas) que viven en un mismo lugar, están organizados para sobrevivir y defenderse de los ataques de otras especies.

Enjambre

Es el conjunto de abejas que parte de una colonia y va a establecerse en otro lugar.

Colmena

Es el soporte material donde viven las abejas, puede ser preparada por el hombre o puede ser un hueco natural.

Manejo

Es la parte que el apicultor ejecuta sobre la colonia con el fin de mejorar alguna condición natural, es decir, un árbol, una cueva, etcétera.

Núcleo

Es la denominación genérica de las minicolmenas que se usan en el transporte de enjambres propiciados por el apicultor.

Operculado

Recibe este nombre el hecho de cerrar las celdillas donde nacerán las reinas, abejas obreras y machos.

Desoperculado

Recibe este nombre la operación de retirar o romper el opérculo que cierra las celdas de miel.

Realera

Es la celda especial que sirve de cuna a la reina.

Tipos de abejas

La abeja de la miel *Apis mellifera* es un insecto que pertenece al orden de los himenópteros. Actualmente existen 23 razas o subespecies distribuidas en casi todo el mundo. Dentro de las cuales, las variedades de abejas más conocidas son:

✓ *Apis mellifera.* Originaria de Europa del Norte y del centro-oeste de Rusia hasta la península Ibérica. Es de color marrón oscuro, tirando a negro.

✓ *Apis mellifera ligústica.* De origen italiano, es una abeja muy popular en todas partes del mundo. Es de color claro y tiene largos segmentos amarillos sobre el abdomen. Es una abeja muy dócil. Esta abeja prevalecía en nuestro país hasta las últimas dos décadas del siglo pasado, cuando entraron enjambres de abejas africanas que terminaron cruzándose con esta raza.

✓ *Apis mellifera carnica.* Esta abeja es originaria de los Alpes del sur de Austria, es de color marrón o gris. Es muy popular para muchos apicultores en razón de su docilidad.

✓ *Apis mellifera caucásica.* Esta abeja es de color un poco gris plomo, originaria de los altos valles del centro del Cáucaso.

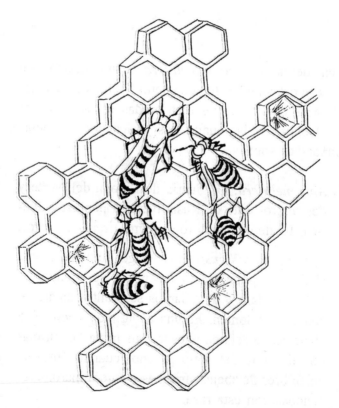

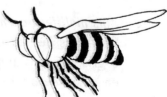

Dentro de una colonia de abejas se pueden encontrar la abeja reina, los zánganos y las obreras, cada una de ellas con una labor determinada:

La reina

Su principal tarea es la de poner huevos y son las obreras las encargadas de alimentarla. Las reinas nacen en unas celdillas llamadas "realeras", que son mayores que las normales y en forma de bellota. Las obreras alimentan esta larva con jalea real, lo que hace que sea fértil y se diferencie de las obreras normales. Sólo subsiste una reina por cada colmena.

Días después de su nacimiento, en tiempo cálido, la reina sale al exterior para ser fecundada por los zánganos, y esta fecundación continuará por el resto de su vida, que dedicará a poner huevos para que nazcan nuevas obreras.

La reina deposita un huevo en cada celda, si es sin fecundar dará un zángano, si es fecundado una obrera. La vida de una reina puede ser de hasta 5 años, aunque normalmente se sustituyen de forma natural a los dos o tres años.

Los zánganos

Los zánganos nacen de huevos sin fecundar, son de mayores dimensiones que la obreras, abdomen más cuadrado y ojos grandes. Sus funciones aparte de fecundar a la reina son bastante discutidas, pero se piensa que ayudan a mantener el calor en la colmena.

Las obreras

Las obreras son las verdaderas trabajadoras de la colmena; desde que nace una obrera va pasando por distintas tareas dentro de la colmena: hacer cera, limpiar, alimentar y vigilar. Hacen y retocan las celdillas; las alimentadoras dan de comer a las larvas y a la reina, las limpiadoras libran de restos la colmena, las guardianas son las encargadas de la protección, y las pecoreadoras las que salen a recoger néctar y polen de las flores, y agua.

Una obrera puede volar a unos 3 km de distancia, aunque normalmente no se aleja más de un kilómetro en busca de flores. Cuando una abeja encuentra un buen lugar para pecorear, vuelve a la colmena y mediante una danza avisa a las demás de la posición y distancia a la que se encuentra. Y es a este pequeño insecto al que le debemos tan preciado alimento, como lo es la miel.

Producción y recolección

La miel es producida por las abejas, y este laborioso proceso se divide en tres partes, que son:

✓ Recolección.

✓ Predigestión.

✓ Concentración.

Recolección

Las abejas liban el néctar (sustancia azucarada) de las flores y algunas plantas. Este néctar está formado de 10 a 50% de sacarosa y pequeñas cantidades de vitaminas y sales minerales. Durante este proceso, las abejas visitan diversas flores.

Predigestión

Durante este proceso, las abejas almacenan el néctar en un ensanchamiento de su esófago por las glándulas hipo faríngeas, allí transforman la sacarosa en glucosa y fructosa. Al llegar a la colmena, las abejas vacían el líquido y lo depositan en otra abeja, la cual hace exactamente lo mismo; después de cuatro transferencias, el néctar es colocado en celdas.

Concentración

Este néctar que ha sido depositado en las celdas posee 50% de agua. Durante la concentración el agua se evapora hasta formarse la miel, cuya proporción de agua es del 17 al 20%. Para entonces las abejas comienzan a sellar las celdas con cera, para que la miel se conserve.

Una vez producida la miel, el hombre la somete al proceso de recolección, el cual inicia con la extracción de la miel que ya se encuentra en el panal. Primero se retira la capa de cera que la cubre para posteriormente colocarla en un extractor que se encarga de exprimir las celdas a base de vueltas.

Finalmente, se almacena. En los primeros años la miel que se extraía era colocada en grandes tambos, los cuales a su vez se almacenaban y algunas veces se exportaban. Más tarde se comenzó a almacenar en recipientes de 14 kg. Por lo que no fue hasta las últimas décadas del siglo pasado cuando se comenzó a enfrascar para su comercialización de medio kilogramo. Una de las características de la miel es que es un producto no perecedero, por lo que puede ser comercializado sin ningún problema de caducidad; solamente que usted debe saber algunos consejos para determinar si la miel conserva sus propiedades curativas, los cuales le diremos más adelante.

Ahora bien, en algunos apiarios se encargan de diversificar la miel; de esta manera, sabemos que existen los siguientes tipos:

- De azahar, elaborada con flores de naranjo.

- De brezo, ideal para los problemas de la próstata y las vías urinarias.

- De castaño, altamente rica en calcio, aunque tiene un sabor fuerte.

- De encina, rica en sales minerales.

- De espliego, expectorante y sedante.

- De eucalipto, ideal para la tos y las enfermedades respiratorias.

- De pino y abeto, suele ser oscura pero se recomienda para todas las enfermedades respiratorias.

- De romero, favorece el funcionamiento del hígado.

- De tomillo, es utilizada como antiséptica.

¿Por qué es buena la miel?

Durante milenios, la humanidad no tuvo a su disposición una sustancia más dulce que la miel (el azúcar o sacarosa comenzó a extraerse de la caña en el siglo XV), por tanto, la miel llegó a ser un producto indispensable.

Debemos recordar que la miel es el néctar que segregan las flores, el cual es cosechado por las abejas para almacenarlo en sus panales. Y no sólo es rico en azúcares sino en minerales, vitaminas y otras muchas sustancias.

Sin embargo, no hay dos mieles iguales, sus características varían según la planta, la región, el clima y la estación en la que es producida. Por lo tanto, en términos sencillos, toda miel se compone de dos azúcares simples: glucosa y fructosa. El cuerpo puede asimilar de manera directa esos azúcares, porque las abejas ya han convertido los endulzantes más complejos en azúcares simples. La glucosa es absorbida de inmediato en la sangre, y la fructosa con un poco menos de rapidez. De hecho, la miel es la fuente de energía alimenticia de efecto más rápido que nos ofrece la naturaleza.

La miel contiene todas las vitaminas que los expertos en nutrición consideran necesarias para la salud: las del grupo B (tiamina, niacina, riboflavina, ácido pantoténico, piridoxina, biotina) y vitamina C. También muchos de los minerales esenciales para la salud, entre ellos hierro, fósforo, aluminio y magnesio. Y a diferencia de las frutas y verduras, que pierden parte de su contenido vitamínico si no se consumen inmediatamente después de ser cosechadas, la miel no pierde nunca sus vitaminas y minerales.

Es recomendable para los niños, los ancianos, los convalecientes y los atletas, por ser más digerible y nutritiva que el azúcar. Y si por todas estas razones aún no se convence de que la miel debe sustituir al azúcar, entonces espere a que lleguemos a los capítulos donde le diremos cómo aliviar enfermedades y padecimientos, además de proporcionarle los mejores consejos para ser eternamente sano y joven.

¿Qué nos revelan los estudios científicos?

A pesar de que son cientos los estudios científicos que se le han realizado a la miel, todavía es considerada como una medicina alternativa; sin embargo, ya se utiliza en los hospitales como parte de los desayunos de los pacientes.

Y es que está comprobado que la miel ayuda a sanar las heridas y tiene un excelente poder antiinflamatorio. Pero además, se sabe que la miel nos ayuda a combatir las bacterias, por lo que ya se están realizando estudios para detener el crecimiento del estafilococo dorado con la ayuda de este poderoso alimento.

Y aun cuando se desconoce la razón exacta de por qué la miel tiene propiedades curativas, se cree que una enzima llamada "glucosa oxidasa" es la responsable de su poder de sanación. Cuando la glucosa oxidasa reacciona con los líquidos naturales de una herida, la enzima actúa como una lejía leve, matando cualquier microbio presente en el área.

Sin embargo, algunos investigadores explican que se debe a su naturaleza antibacterial y su alto contenido de azúcares, ya que las bacterias necesitan humedad para multiplicarse, y la miel, debido a que tiene una gran cantidad de moléculas de azúcar, provoca que las moléculas de agua queden tan unidas a esos azúcares que no dejan la más mínima cantidad de agua libre. Razón por la cual ningún organismo puede vivir en su seno.

Pero cualquiera que sea la razón, lo único cierto es que la miel ha demostrado su eficacia para tratar las quemaduras y las úlceras, incluso en las zonas donde los tratamientos con antibióticos y antisépticos fallan.

Composición biológica

Como ya lo mencionamos antes, la miel es un alimento producido por las abejas melíferas a partir del néctar de las flores y otras materias azucaradas que recogen de las plantas, las transforman, enriquecen y las depositan en las celdillas de los panales de cera. Pero la importancia de este alimento recae en que es energético por su contenido en azúcares simples, que a su vez son asimiladas rápidamente por el organismo, contribuyendo al mantenimiento del esqueleto (calcio) y a la regeneración de la sangre (hierro).

Los efectos medicinales de la miel son incuestionables, ya que contiene propiedades antibióticas, antisépticas y cicatrizantes, siendo muy útil en casos de quemaduras, llagas y heridas. Su actividad antianémica es muy notable por el aumento de la hemoglobina en la sangre. Pero además, la miel facilita las funciones digestivas y respiratorias; y tiene efectos diuréticos y sedativos.

Pero, ¿cuáles son los componentes de la miel de abeja?

- Agua, la cantidad depende del tipo de flores utilizadas por las abejas, la metodología para su obtención oscila entre 13 y 20%.

- Azúcares naturales, que son entre 75 y 85%, sobre todo glucosa y fructosa.

- Proteínas, en cantidades muy pequeñas pero en forma de enzimas, sustancias que juegan un papel importante en casi todas las actividades vitales.

- Sales minerales que, aunque no están en cantidades importantes, sí lo están de forma que el ser humano puede asimilarlos con mucha facilidad.

- Vitaminas del grupo B, y C.

- Hidroximetilfurfural, una sustancia inocua que se va formando en la miel por descomposición de algunos azúcares y que es fundamental para determinar la frescura de la miel.

- Compuestos volátiles, que son los responsables del aroma y algunas de las propiedades de la miel.

Sin embargo, debemos comprender que hay una gran variedad de mieles, las cuales tienen propiedades específicas, que destacan de acuerdo con su origen botánico. Lo normal es que procedan del néctar de una o de varias especies vegetales, pero también existe la miel de "mielada" en la que predomina el mielato como origen de la misma, sin embargo, ésta también lleva una cantidad de néctar; suele ser oscura y se conoce como "miel de bosque", la cual tiene un sabor más fuerte y menos dulce, aunque es más rica en minerales y menos en azúcares naturales. Pero en general, todas las mieles tienen un valor energético vital para la actividad física o mental.

Es importante mencionar que la miel no siempre es líquida, es decir, si usted tiene algún frasco guardado y nota que está cristalizada, no lo tire, ya que todavía conserva sus componentes y propiedades. Pero, ¿de qué depende la cristalización de la miel? Básicamente la cristalización depende de tres factores, que son:

- El contenido de glucosa: cuanta más glucosa, tenga más se cristaliza.

- La temperatura: a temperatura más baja cristaliza con mayor rapidez.

- Las partículas en suspensión, alrededor de las cuales se produce la cristalización (granos de polen, cera, etcétera).

Debe considerar que las consecuencias de la pasteurización son las que permiten que la miel siempre se mantenga líquida, respondiendo a un falso estereotipo, según el cual, la miel debe presentarse en ese estado. Sin embargo, la pasteurización hace que la miel pierda todas sus propiedades y se convierta en un producto que sirve únicamente para endulzar. Por tal motivo, si adquiere un frasco de miel que siempre se mantiene líquida a pesar de los cambios de clima, le recomendamos que no vuelva a comprarla en ese lugar, y que busque algo más natural.

Recomendaciones
de consumo

No podemos continuar nuestro libro sin hacerle algunas recomendaciones. Debido a que desde el primer momento en que se obtiene comienza a producirse la descomposición de los azúcares o envejecimiento de la miel, este proceso se puede detectar con la mayor o menor presencia de hidroximetilfurfural. Por lo tanto, es aconsejable no consumir mieles de más de dos años, porque han perdido ya muchas propiedades.

Así como tampoco le aconsejamos que consuma mieles que han sido expuestas a temperaturas muy altas, ya que cuando el calor es muy intenso se pierde el aroma, el sabor y se vuelve muy ácida.

Cuando la cristalización es incompleta o se presentan grumos de procedencia dudosa, no se debe consumir, ya que muchas veces al aplicarle calor a la miel se rompen los cristales de azúcar y se licua la miel, perdiendo sus propiedades.

Si usted nota que la miel se encuentra cristalizada de la parte de arriba, pero se mantiene líquida de la parte de abajo, tampoco la consuma, ya que lo más natural es que por el proceso, la parte que se quede líquida por más tiempo sea la superior. Esto ocurre cuando la miel ha sido expuesta a una fuerte humedad, por tal motivo, procure que el frasco de miel se encuentre siempre en un lugar fresco y seco.

Y por último, evite a toda costa la miel fermentada. ¿Pero cómo saber si está fermentada? Es muy sencillo, cuando la miel ha sufrido alteraciones debido a la presencia de microorganismos indeseables, su sabor cambia y se vuelve muy ácido, y en la superficie podemos apreciar la presencia de espuma, la cual no se debe confundir, ya que cuando la miel es recién envasada, también puede presentar una mínima cantidad de espuma en la superficie, debido a las burbujas de aire que se forman al centrifugarla; sin embargo, estas burbujas o espuma son mínimas en comparación con las que presenta una miel fermentada.

Curación con la miel

Aunque pueda resultar repetitivo, la miel es un alimento natural muy energético que sirve como edulcorante, ingrediente para cocinar, remedio casero y es el alimento perfecto que proporciona energía a quienes hacen deporte. Algunos estudios demuestran que la miel es la mejor alternativa energética, puesto que retrasa la aparición de la fatiga debido a que el hígado la transforma muy fácilmente en glucosa.

La miel contiene 80% de azúcar en forma de fructosa, pero es mucho más que azúcar. En su composición entran más de 60 sustancias diferentes con propiedades antibióticas, antiinflamatorias y desinfectantes procedentes de las plantas empleadas por las abejas en su elaboración.

Contiene glúcidos como la glucosa y levulosa, azúcares simples y compuestos (fructosa, sacarosa, maltosa), agua, aminoácidos esenciales, ácidos orgánicos, sales minerales, oligoelementos (azufre, hierro, calcio, potasio, fósforo, magnesio, cobre, manganeso), vitaminas, sustancias digestivas y antibióticas.

Además, la miel es muy digestiva, por lo que puede emplearse en enfermedades estomacales. Como podrá ver, las propiedades terapéuticas de la miel son muchas, ya que puede ser empleada para padecimientos comunes tales como la tos y dolores de garganta, hasta ser un excelente aliado como sedante. Y por su gran valor energético es

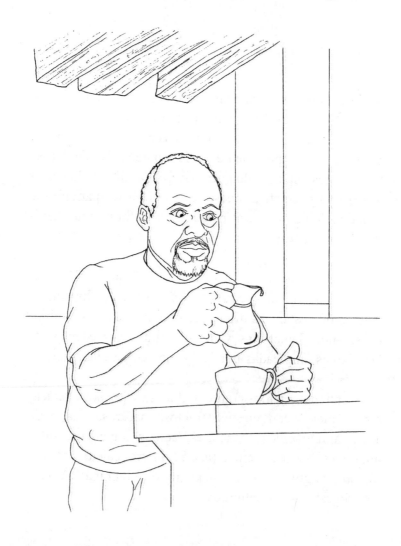

un buen alimento para lactantes, niños, ancianos, depor-
tistas, y un reconstituyente natural para las personas fatigadas, decaídas y depresivas.

Pero para que tenga una idea más completa de las
ventajas de contar por lo menos con un frasco de miel en
la despensa, iremos analizando algunas enfermedades y
padecimientos, así como el sencillo remedio que se debe
suministrar a base de miel.

Afecciones cardiacas

El músculo cardiaco o miocardio trabaja constantemente
y en consecuencia tiene necesidad de un suministro con-
tinuo de energía en forma de glucosa. La miel contiene
gran cantidad de glucosa fácilmente asimilable y produce
un efecto muy favorable sobre el miocardio.

Por tal motivo, en todos aquellos casos en que la cura
depende de la capacidad de trabajo del corazón, está indicada la miel con la finalidad de excitar su actividad y
nutrir sus células. También existen razones para suponer
que la glucosa contribuye a la flebectasia (dilatación de
las venas) y por eso mejora la circulación de la sangre del
sistema coronario.

Remedio

Si usted padece algún tipo de problema cardiaco, procure
consumir de 50 a 140 gramos diarios de miel de abeja.

Afecciones hepáticas

La acción de la miel sobre las afecciones hepáticas viene marcada por la relación glucosa/fructosa. Estos azúcares son fácilmente absorbidos y posteriormente pasan con mucha rapidez al torrente sanguíneo. La glucosa se absorbe rápidamente, lo que provoca una creación casi instantánea de energía que el cuerpo necesita. La fructosa se absorbe más lentamente, manteniendo los niveles de azúcar durante un tiempo prolongado. En la práctica clínica se está utilizando la miel en los tratamientos de enfermos del hígado. Su alto contenido en fructosa consigue curaciones más convincentes que las de la glucosa sola. Este efecto se explica porque la fructosa activa los procesos de combustión de azúcares para la producción de energía y se calcula que acelera 10 veces su velocidad de reacción. Con todo esto se consigue un aprovechamiento mayor de los otros azúcares y se necesita menos trabajo del hígado, al gastar menos glucógeno.

Remedio

Si usted padece alguna enfermedad hepática no dude en seguir el siguiente consejo. Mezcle dos cucharadas de miel con requesón, papillas de cereales y manzana. Consuma por lo menos dos veces al día, en casos severos, y una sola vez si comienza con la enfermedad.

Afecciones renales

Los especialistas consideran que el estado enfermizo de riñones, vejiga y vías urinarias conlleva a un malestar general de todo el organismo, quedando afectadas las actividades del corazón, hígado, sistema nervioso y sistema endocrino.

Los terapeutas recomiendan que los enfermos con afecciones renales introduzcan la miel en su dieta, particularmente en casos graves. Su eficacia en este caso se explica por el hecho de que contiene pocas proteínas y está casi libre de sales, que son las dos sustancias contraindicadas en el caso de afecciones renales. Se recomienda sobre todo para edulcorar infusiones de plantas diuréticas.

En estos casos la miel ejerce un efecto beneficioso, ya que es una solución hipertónica que aporta 37-40% de glucosa. La glucosa se absorbe con facilidad y alimenta las células de muchos órganos, regula el equilibrio osmótico de la sangre y los tejidos, por lo que se puede utilizar también como diurético.

Remedio

Si usted padece alguna afección renal, no dude en tomar una cucharada de miel mezclada con el jugo de dos rábanos. Repita la dosis por lo menos dos veces más cuando las molestias persistan.

Alergias

Es un estado en el que el cuerpo reacciona con hipersensibilidad ante una o varias sustancias determinadas. Estas sustancias son de naturaleza proteica y se denominan antígenos; éstos estimulan al organismo para que produzca anticuerpos que sirven para debilitar o destruir a los antígenos invasores. En algunos casos, cuando un anticuerpo reacciona contra un antígeno, ciertas células del organismo producen un compuesto orgánico denominado histamina. El exceso de histamina es el causante de los síntomas alérgicos. Y aunque no podemos asegurar que la miel cura todo tipo de alergias, por lo menos sí le aseguramos que la fiebre de heno desaparece en tan sólo unos días.

Remedio

Recuerde que la fiebre de heno está relacionada con el polen. Y para poder superar esta alergia, sólo debe tomar una cucharada de miel al menos durante un mes antes de que inicie la temporada de polen.

Amigdalitis

Es la inflamación de las amígdalas; la causa suele ser una infección vírica, aunque también puede deberse a una infección por estreptococos. La amigdalitis suele aparecer casi siempre durante la primera etapa de la niñez. Este padecimiento se caracteriza por:

- Dolor de garganta.

- Dificultad en la deglución.

- Dolor de cabeza.

- Fiebre alta.

En niños muy pequeños, los principales síntomas pueden ser el dolor abdominal, vómitos y diarrea. Sin embargo, podemos desinflamar las amígdalas con un sencillo remedio a base de miel de abeja.

Remedio

Mezcle cinco gotas de jugo de limón en una cucharada de miel de abeja. Tome esta dosis cada tres horas, hasta que desaparezcan las molestias.

Arrugas

Las arrugas son un pliegue irregular que se hace en cualquier zona flexible, es una señal en forma de raya fina que queda al desplegarse un pliegue. Las arrugas generalmente son provocadas por la edad avanzada; sin embargo, existen casos de arrugas prematuras que suelen padecer mujeres de hasta 20 años, por tal motivo es bueno saber los siguientes remedios para revertir estos molestos pliegues.

Remedios

El primer remedio es muy sencillo de hacer: cada día, échese agua tibia en el rostro y el cuello para abrir los poros y luego aplique una delgada máscara de miel. La miel tiende a suavizar y a estirar las arrugas. Luego, enjuague y termine echándose un poco de agua fría en el rostro. Debido a la composición de la miel, ésta hace que el tejido de la piel retenga la humedad. Las células secas de la piel se llenan y las arrugas tienden a desaparecer.

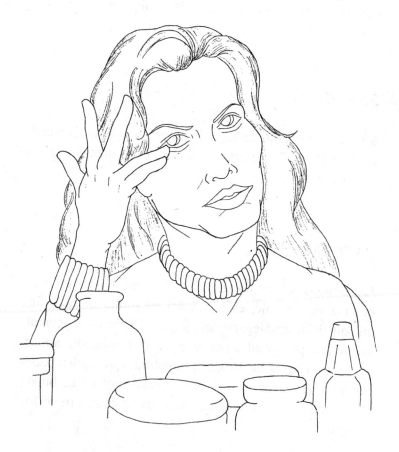

Si lo prefiere, puede mezclar una cucharada de miel en un vaso de leche fresca, revuelva bien y enjuague el rostro con ella. Deje que seque y enjuague con agua tibia. Realice el remedio de preferencia por las noches antes de ir a la cama.

El tercer remedio es relativamente sencillo, sólo tiene que mezclar una clara de huevo con media cucharada de miel. Coloque esta mezcla en forma de mascarilla y deje actuar durante quince minutos, enjuague con agua fría.

En una cucharada de miel vierta dos gotas de jugo de limón, mezcle perfectamente bien y coloque en la zona de las arrugas, deje actuar durante diez minutos y enjuague con agua fría.

Y por último, puede mezclar una cucharada de miel con tres gotas de jalea real, una cucharada de aceite de germen de trigo y el contenido de una cápsula de vitamina A. Extienda sobre las arrugas y deje actuar toda la noche. Al levantarse, enjuáguese el rostro con té de manzanilla tibio.

Astenia

Es el estado de debilidad general determinado por trastornos musculares o psicológicos. Está comprobado que la glucosa es el principal nutriente para las neuronas. Además, proporciona energía a las células musculares, especialmente si va acompañada de vitaminas y minerales, como ocurre con el caso de la miel. Por tal motivo, si usted padece astenia, ya sea física o psicológica, no dude en consumir este rico alimento.

Bronquitis

Es la inflamación de los bronquios, los conductos por los que pasa el aire a los pulmones; puede ser aguda o crónica y aparece con frecuencia tras un catarro común o una infección de nariz y garganta. Los síntomas de una bronquitis aguda son:

• Fiebre ligera.

• Tos seca y muy dolorosa.

En tanto que los síntomas de la bronquitis crónica son:

• Tos abundante principalmente por las mañanas.

Existe un remedio a base de miel que es capaz de revertir ambos padecimientos.

Remedio

Pele tres dientes de ajo, colóquelos en un frasco, añada una cucharada de miel. Deje que repose, y vuelva a agregar miel (dos cucharadas), y así sucesivamente, hasta llenar el frasco. Cuando el ajo cambie de color, estará listo el jarabe para beberse. Tome una cucharada cada hora hasta que desaparezcan las molestias, principalmente la tos.

Colitis

La colitis es la inflamación del colon; las formas más comunes son la colitis mucosa y la colitis ulcerosa. La colitis mucosa es también conocida como colon irritable, y es un trastorno intestinal recidivante que afecta a personas de salud aparentemente normal que de pronto padecen ataques dolorosos abdominales con diarrea y estreñimiento, debidos a una alteración de la acción muscular que se encarga de transportar los alimentos a lo largo del colon. En tanto que la colitis ulcerosa es una enfermedad del intestino grueso que se manifiesta por inflamación y ulceración del colon. Generalmente se observa en personas de 15 a 35 años de edad. La causa básica se desconoce. El síntoma más frecuente es una serie de ataques de diarrea sanguinolenta de gravedad y duración más o menos pronunciadas, según la persona, y que incluso pueden variar en una misma persona de un ataque a otro. El comienzo es brusco o gradual, pero sobre todo muy doloroso. Sin embargo, usted puede aminorar los dolores de la colitis con el siguiente remedio.

Remedio

Tome diariamente tres cucharadas de miel disueltas en un vaso de agua. Es importante que no interrumpa la ingesta, aunque esté tomando algún medicamento.

Depresión

Es el estado mental caracterizado por sentimientos de culpa, desesperanza, melancolía, desánimo y la impresión general de que no vale la pena vivir. Puede haber también un deterioro de las funciones mentales y físicas, como apetito, sueño, trabajo y libido. Los síntomas de la depresión leve o normal, son:

- Aburrimiento.

- Inmovilidad.

- Gula.

- Inhibición.

- Insomnio.

- Pesimismo.

- Irritabilidad.

- Incapacidad de concentrarse.

- Apatía generalizada.

Sin embargo, cuando estos signos y síntomas se hacen persistentes, se debe sospechar de una forma más seria de depresión. Principalmente si padece, los siguientes síntomas:

- Pérdida del apetito.

- Pérdida de peso.

- Fatiga constante.

- Dolor toráxico.

- Dolor de cabeza (crónico).

El abuso del alcohol o de otras drogas puede indicar una depresión seria, y las personas seriamente deprimidas pueden manifestar una tendencia a la violencia contra otras personas, o incluso dañarse a sí mismas. Por tal motivo, si usted sospecha que sufre de depresión no dude en tomar el siguiente remedio.

Remedio

Diariamente antes de ir a la cama, beba un vaso de leche tibia endulzada con miel. Pero si el problema es persistente, entonces le vamos a recomendar tomar una taza de té hecha con 10 gramos de manzanilla y un litro de agua. Cuando esté listo agregue una cucharada de polen y una de miel.

Diarrea

Es un trastorno caracterizado por frecuentes evacuaciones de heces de consistencia blanda o líquida, que puede contener sangre, pus o moco. Esta alteración puede hacer imposible la absorción del agua y las sales necesarias para el organismo, lo cual puede conducir a deshidratación inmediata. La diarrea puede ser aguda o crónica.

Remedio

Disuelva cuatro cucharadas de miel de abeja en un vaso de agua tibia. Revuelva perfectamente bien y beba cuantas veces sea necesario hasta que desaparezca la diarrea. Es importante mencionar que este remedio no se debe suministrar a personas que padecen diabetes.

Disentería

Es una enfermedad infecciosa caracterizada por la diarrea con sangre y moco en las heces. Se acompaña de dolor en el abdomen y, a veces, espasmos del ano con deseos persistentes de defecar. Existen dos formas de disentería: la bacilar, causada por bacterias; y la amebiana, producida por una ameba. Ambas formas se transmiten por el agua o alimentos contaminados. Si usted padece de disentería debe consultar a su médico; sin embargo, puede suministrar el siguiente remedio para controlar la diarrea.

Remedio

Disuelva en medio vaso de agua cinco cucharadas de miel de abeja. Beba cuantas veces sea necesario, pero no olvide consultar a su médico.

Enfermedades de los ojos

En el papiro descifrado por Ebers Avicena, se recomienda ampliamente el jugo de cebolla con miel para tratar cualquier enfermedad de los ojos, incluso para recobrar la vista que se ha ido perdiendo con el paso del tiempo.

Algunos terapeutas aconsejan tratar la inflamación de los párpados, conjuntiva y córnea, las úlceras y demás afecciones de los ojos, con una pomada a base de miel de eucalipto. Aunque también es muy conveniente utilizar miel estéril de panal, disuelta en un poco de agua tibia. Sólo tiene que lavar la zona de los ojos con esta agua por lo menos dos veces al día, para que se reduzcan las molestias.

Estreñimiento

Es la excreción dificultosa o infrecuente de las heces. La frecuencia de deposiciones que puede considerarse normal depende del individuo, la "anomalía" puede ir desde tres deposiciones al día, hasta tres a la semana. Un intervalo de tiempo superior a lo habitual entre las deposiciones en un sujeto determinado es un signo de estreñimiento. El estreñimiento no es una enfermedad en sí mismo, pero puede ser un síntoma de alguna y, si persiste, la persona que lo sufre debe consultar a su médico de inmediato. Sin embargo, si usted sólo padece de estreñimiento esporádicamente, pruebe el siguiente remedio.

Remedio

En los problemas de estreñimiento una cucharada sopera de miel acompañada de fruta es lo más aconsejable como remedio natural.

Forúnculos

Es una infección de la raíz del pelo, o de las glándulas sudoríparas, producida por las bacterias llamadas estafilococos. Aparecen normalmente en la axila, en la parte posterior del cuello, en la ingle o en los glúteos, pero pueden darse en cualquier zona del cuerpo. Se forma un bulto rojo doloroso que cada vez se hace más grande y luego se descompone, formando pus en el centro. El pus sale por lo general de forma espontánea. A veces, una serie de forúnculos pueden confluir en una misma área. Si usted nota algún enrojecimiento en estas partes, no dude en colocar el siguiente remedio.

Remedio

Si el problema se encuentra en la raíz del cabello, aplique un poco de miel sobre el cuero cabelludo dando pequeños masajes, deje actuar durante unos minutos y dése un baño habitual. Pero si el problema se encuentra en cualquier otra parte del cuerpo, mezcle dos cucharadas de miel con media cucharada de aceite, y coloque en las zonas afectadas las veces que sea necesario.

Gastritis

Es la inflamación del revestimiento interno del estómago. La inflamación puede deberse a una infección vírica, al alcohol, al hábito de fumar, a ciertos medicamentos, a exceso de condimentación de las comidas o a una intoxicación por alimentos. La gastritis puede ser aguda o crónica.

La gastritis aguda produce vómitos, lengua saburral, sed, dolor intenso del estómago y fiebre leve. Mientras que la gastritis crónica suele originar pocos síntomas, aunque algunas personas pueden experimentar mal sabor de boca y un dolor de estómago difuso. Si usted padece gastritis, puede tomar el siguiente remedio junto con su medicamento.

Remedio

Consuma diariamente tres cucharadas de miel, ya sea sola o mezclada con los alimentos. Verá que en pocos días los dolores irán desapareciendo.

Los terapeutas recomiendan tomar miel como un medicamento 2 horas antes de desayunar y 3 horas después de cenar. Aunque también se puede tomar miel diluida en agua tibia. El consumo de esta solución contribuye a la dilución de la mucosa de las paredes gástricas y a la rápida absorción de los azúcares sin irritar el intestino. Además de provocar una disminución de la acidez gástrica. Contrariamente, una solución fría de miel aumenta la acidez y disminuye el peristaltismo. El consumo de miel inmediatamente antes de comer también estimula la secreción de jugo gástrico.

Hemorragias

Se entiende por hemorragia la pérdida de sangre, tanto interna como externa. Cuando es rápida e intensa puede producir shock, mientras que si es lenta y continua puede originar anemia. Es recomendable que consulte a su médico; sin embargo, puede proporcionar al paciente el siguiente jugo que no sólo le calmará la hemorragia, sino que además le brindará las fuerzas que necesita.

Remedio

Mezcle una cucharada de miel con medio vaso de jugo de zanahoria o nabo. Beba cuantas veces sea necesario, hasta que se detenga la hemorragia y se adquieran fuerzas.

Heridas

Una herida es la lesión local del cuerpo debido a un golpe, un arma o un accidente. Cuando las heridas son grandes deben recibir atención médica inmediata. No obstante, a veces las circunstancias requieren la improvisación cuando la atención médica no está disponible. Es ahí cuando debe actuar la miel, ya que contiene un notable poder curativo.

Remedio

Coloque en la parte afectada cataplasmas de miel, procure cubrir perfectamente la herida, deje que la miel actúe por un largo rato, después enjuague y si es necesario repita la operación. Es importante mencionar que cuando las heridas son muy profundas, incluso de centímetros, debe vendar la parte afectada en cuanto la haya cubierto de miel, deje actuar durante unas horas y retire la venda, notará que la piel ya comenzó a unirse nuevamente. Repita el procedimiento hasta que la herida esté completamente sanada.

El doctor Lucke publicó en 1933 que las heridas infectadas debían ser tratadas con un ungüento a base de miel y aceite de hígado de bacalao. El autor partió del hecho de que la miel actúa favorablemente para la desinfección y cicatrización de heridas, mientras que el aceite de hígado de bacalao contribuye a la regeneración del epitelio.

Incluso, los antiguos médicos egipcios usaban una combinación de miel y grasa para tratar las heridas grandes sufridas en el trabajo o la batalla. Su mezcla generalmente era un tercio de parte de miel y dos tercios de parte de grasa o mantequilla. Algunos doctores probaron este remedio en ellos mismos, y vieron que funcionaba muy bien. El tercio de miel era suficiente para hacer una pasta de suave consistencia. Y como no hay bacteria de ningún tipo que pueda subsistir en la miel durante mucho tiempo, también constituye un excelente antibiótico.

Herpes

El herpes es una erupción cutánea de origen viral, formada por vesículas agrupadas sobre una base inflamada. Es más frecuente en personas de más de cincuenta años, aunque también se observa en niños. El agente infectante es el virus de la varicela zoster, que también produce la varicela. Los síntomas del herpes son:

- Dolores de cabeza.

- Fiebre.

- Escalofríos.

- Dolor en la zona afectada.

Al cabo de tres o cinco días aparecen erupciones rojizas que rápidamente dan lugar a las ampollas claras típicas del herpes. A medida que surgen nuevas ampollas, las más antiguas forman pus y escaras que van desprendiéndose de siete a diez días después, lo cual resulta un proceso muy doloroso. Pero ya no se preocupe, porque gracias a la miel, los dolores no sólo desaparecerán, sino que también esas pequeñas erupciones van a secar muy rápido.

Remedio

Mezcle en un frasco tres cucharadas de miel con una cucharada de aceite de bacalao, mezcle perfectamente bien y aplique en las partes afectadas las veces que sea necesario.

Insomnio

Es la imposibilidad o dificultad para conciliar el sueño, o para dormir lo suficiente. Es muy común que hoy en día la mayoría de las personas sufran de algún grado de insomnio debido al estrés, la presión y tantos factores que nos alteran a la hora del sueño. Pero ya no se preocupe más, ya que con un simple remedio volverá a dormir tanto como su cuerpo lo necesite.

Remedio

Mezcle dos cucharadas de miel, el jugo de una naranja y medio vaso de agua tibia. Beba justo antes de ir a la cama, verá que ya no volverá a padecer problemas de sueño. Es importante mencionar que entre más oscura sea la miel, mejores resultados obtendrá.

Laringitis

Es una inflamación aguda o crónica de las cuerdas vocales; puede producirla cualquier infección de las vías respiratorias, como un resfriado, gripe o infección de la parte posterior de la garganta (amigdalitis, faringitis). La difteria también era una causa de laringitis, pero hoy en día es muy raro que alguien la padezca.

Remedio

Tome diariamente grandes cantidades de líquidos como té y leche endulzados con miel de abeja. Esto le ayudará a que las cuerdas vocales se vayan desinflamando. O si lo prefiere, puede tomar tres cucharadas al día de miel.

Resfriado

Es una enfermedad vírica contagiosa del conducto respiratorio denominada médicamente coriza. Es una infección transmitida por gotitas de agua suspendidas en el aire que ha expulsado un paciente con la enfermedad. Los síntomas, que aparecen aproximadamente 48 horas después de haber estado expuesto al virus, son:

• Mucosidad nasal.

• Lagrimeo intenso.

• Dolor de cabeza.

• Dolor de garganta.

• Taponamiento nasal.

• Escalofríos.

• Fiebre (en algunos casos).

• Ligera tos.

• Dolores musculares.

Remedio

Puede preparar un sencillo remedio a base de miel, sólo debe preparar una infusión hecha con 10 gramos de hojas de limón y un litro de agua. Deje hervir durante unos minutos, retire del fuego y endulce cada taza con una cucharada de miel, beba cuando aún esté caliente.

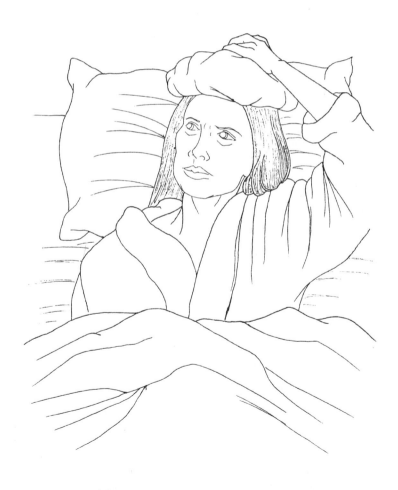

Ronquera

La ronquera es una afección de la laringe que provoca alteración del timbre de la voz, haciéndolo grave y poco sonoro. Para aliviar todo tipo de ronquera sólo debe tener un poco de miel en la despensa.

Remedio

En medio vaso de agua tibia agregue una cucharada de miel, mezcle perfectamente bien y beba cuantas veces sea necesario. Si lo prefiere, puede consumir únicamente la miel (sin excederse).

Lupus eritematoso

Es el trastorno perteneciente al grupo de las denominadas enfermedades del colágeno. Existen dos formas no relacionadas: el lupus eritematoso discoide (LED) y el lupus eritematoso generalizado (LEG); ambos trastornos afectan a la piel. Y aunque parece que el lupus es una enfermedad autoinmune, puede ser revertida y fácilmente curada con la miel.

Remedio

Mezcle tres cuartos de un frasco de miel con un cuarto de vaselina. Revuelva perfectamente bien y coloque en las partes afectadas las veces que sea necesario.

Llagas

Las llagas son cualquier lesión o úlcera cutánea sensible y dolorosa; por lo general las llagas se pueden padecer en la boca o la garganta. Sin embargo, existe un simple remedio casero a base de miel, que nos libera de los dolores al tiempo en que desaparece por completo las llagas.

Remedio

Coloque sobre la parte afectada una cucharada pequeña de miel tres veces al día, hasta que las llagas desaparezcan por completo.

Quemaduras

Una quemadura es la descomposición de un tejido orgánico, producida por el calor o por una sustancia cáustica o corrosiva; es una herida causada por el fuego o algo que quema. Es importante colocar un remedio casero que nos permita ir regenerando la piel mientras recibimos ayuda médica; sin embargo, nosotros le recomendamos sólo aplicar el siguiente remedio en quemaduras de primer y segundo grado.

Remedio

Coloque una cantidad considerable de miel de abeja sobre la parte afectada, deje que actúe durante unos diez minutos y retire con agua no muy fría. Si es necesario vuelva a colocar una cataplasma más.

Rinitis

Es la inflamación de la membrana mucosa que cubre la nariz; origina un flujo acuoso. Puede deberse a una infección, como el resfriado; a una alergia, como la fiebre del heno; o ser de causa desconocida, como sucede en la rinitis vasomotora. La inflamación persistente puede dar lugar a un engrosamiento de la membrana mucosa con formación de pólipos.

Remedio

Beba diariamente un té hecho con 10 gramos de hojas de limón y un litro de agua. Deje hervir durante cinco minutos, retire y endulce con miel.

Salmonela

Son las bacterias en forma de bastón; algunas de sus especies son capaces de producir enfermedades en el hombre. Las salmonelas más importantes son las productoras de las fiebres tifoidea y paratifoidea. Otras infecciones por salmonelas pueden dar lugar a gastroenteritis de gravedad variable y a una forma, a veces fatal, de intoxicación por alimentos. Los síntomas pueden ir desde un dolor abdominal leve con diarrea ocasional, hasta una diarrea persistente con vómitos sumamente intensos. Por lo general aparece unos dos días después de haber ingerido el alimento contaminado. La forma grave puede producir un shock por pérdida del líquido que exige hospitalización inmediata. En algunos casos aparece fiebre, pero rara vez dura más de un día. Para evitar ser víctima de alguna de estas bacterias es importante que consuma por lo menos dos cucharadas de miel al día, sobre todo en el caso de los hombres.

Tos

La tos es la acción mediante la cual se despeja una zona irritada de los pulmones y la garganta. Es un síntoma común de varias enfermedades leves, como el resfriado, la gripe o ciertos cuadros respiratorios sin importancia, pero puede también acompañar a las enfermedades graves del pulmón o del corazón. Cualquier tos que dure más de unos cuantos días debe comunicarse al médico; sin embargo, existe un remedio muy eficaz que alivia cualquier tipo de tos.

Remedio

Machaque tres dientes de ajo, colóquelos en un frasco, añada una cucharada de miel. Deje que repose, y vuelva a agregar miel (dos cucharadas), y así sucesivamente, hasta llenar el frasco. Cuando el ajo cambie de color, estará listo el jarabe para beberse. Tome una cucharada cada hora hasta que desaparezcan las molestias.

Tos ferina

Es una enfermedad infecciosa del tracto respiratorio. El causante es un microorganismo llamado *Bordetella pertussis*, que es transportado en gotitas por el aire. La enfermedad es más común durante la primera infancia, siendo el periodo de incubación de 10 a 21 días, y extendiéndose el periodo infeccioso desde el inicio de los síntomas hasta tres semanas después del comienzo de la etapa paroxística.

Las tres fases de la enfermedad dan comienzo con la fase catarral. El paciente desarrolla síntomas de resfriado común, fiebre ligera, estornudos, rinitis, irritabilidad con pérdida del apetito y una tos seca cuya violencia aumenta al cabo de dos semanas, presentándose entonces como una serie de toses cortas seguidas de una larga inspiración.

Remedio

Coloque tres dientes de ajo en un frasco, vierta en él una cucharada de miel. Deje reposar y al día siguiente vierta una cucharada más, y así sucesivamente hasta llenar el frasco. En cuanto lo llene debe tomarse una cucharada de este jarabe cada tres horas, hasta que desaparezca la enfermedad.

Tuberculosis

Es una enfermedad infecciosa causada por la bacteria *Mycobacterium tuberculosis*. En casos excepcionales puede deberse a otras especies, como *Mycobacte-rium bovis*, que se encuentra predominantemente en el ganado bovino. Los principales síntomas de la tuberculosis en la niñez, son:

• Fiebre.

• Pérdida de peso.

• Hinchazón de los ganglios linfáticos.

Si el primer lugar de infección son los pulmones, los ganglios linfáticos situados en el tórax aumentan de tamaño, mientras que si el foco de la infección es el tracto gastrointestinal, los ganglios linfáticos afectados son los del cuello y el abdomen. Aunque la miel no precisamente cura por completo esta enfermedad, está comprobado que las personas que consumen de 100 a 150 gramos de miel al día mejoran su estado general, ya que se produce un aumento de peso, una disminución de los abscesos de tos, un incremento de la cantidad de hemoglobina y una disminución de la velocidad de sedimentación de eritrocitos.

Úlceras

Las úlceras son una pérdida de sustancia de un revestimiento epitelial, cutáneo o mucoso, acompañada de lesiones en los tejidos subyacentes. Las úlceras provocan que esos tejidos no se puedan reparar, haciendo cada vez más difícil la cicatrización.

Remedio

Si las úlceras son estomacales, debe consumir por lo menos dos cucharadas de miel al día, una en ayunas y la otra antes de irse a la cama. Pero si las úlceras se encuentran en la boca, coloque un poco de miel en la parte afectada, hasta que desaparezcan. Es importante destacar que incluso Avicena, en su libro "Cánones de la medicina", ya destacaba los poderes curativos de la miel para aliviar todo tipo de úlceras, incluso las más profundas.

Los beneficios de la miel

Seguramente ya está convencido de las magníficas propiedades curativas de la miel; sin embargo, aún nos falta nombrar algunos otros beneficios de consumir miel. Por lo pronto, comenzaremos con decirle que la miel no engorda, a pesar de su composición energética. La miel es un alimento que tiene unas propiedades nutritivas muy importantes que la hacen aconsejable en las dietas equilibradas: es fuente de azúcares, sales minerales y vitaminas que son aprovechadas directamente por el organismo.

Los entusiastas del uso de la miel dicen que una cucharada a primera hora de la mañana ayuda a mitigar el apetito y el cansancio; además, la recomiendan para la piel, como ayuda efectiva contra la gripe y algunos trastornos respiratorios, como cicatrizante y hasta como fortalecedora del cuero cabelludo.

Sin embargo, otro de los valores que le atribuyen a la miel es su ventaja frente a los edulcorantes artificiales, ya que no es irritante y sus azúcares son fácilmente absorbidos por el estómago, al tiempo que satisface con rapidez las demandas de energía del cuerpo. Quienes consumen y conocen las bondades de la miel, continúan con entusiasmo aseverando que los beneficios no se detienen allí, ya que también posee efecto laxante y tranquilizante.

Una propiedad plenamente reconocida de la miel es su poder antiséptico, que unido a su poder de ablandamiento, hacen de ella un excelente cicatrizante y protector de la piel, siendo muy empleada tópicamente en quemaduras, heridas y grietas, con excelentes resultados. Los investigadores Dold, Du y Dziano fueron los primeros en examinar científicamente el efecto antiséptico o antimicrobiano de la miel. El poder antiséptico se debe, aparte de a la alta concentración de azúcares y del poder antimicrobiano de ciertos ácidos orgánicos que posee, a la formación de peróxido de hidrógeno (agua oxigenada) a partir de glucosa por la acción del complejo enzimático glucosa-oxidasa. Otra propiedad terapéutica de la miel es su poder laxante suave. Los especialistas recomiendan tomar de 2 a 3 cucharadas soperas, o bien de 50 a 100 gramos diarios.

Ahora bien, si usted tiene la oportunidad de adquirir miel clasificada de acuerdo con su procedencia, el siguiente dato le será de gran utilidad:

✓ Miel de azahar del limonero: contiene una gran cantidad de minerales, ideales para los huesos y las uñas. Esta miel sirve como sedante.

✓ Miel de azahar de naranjo: Es antiespasmódica, utilizada como calmante.

✓ Miel de bosque: Es excelente para combatir las anemias, la disentería y diarreas crónicas. En cuanto a su uso externo, nos ayuda contra las hemorroides y las fisuras anales.

✓ Miel de brezo: Desinfecta las vías urinarias, además es diurética y antirreumática, facilita la disolución de los cálculos de la vejiga.

✓ Miel de cantueso: Combate los cólicos, flatos e indigestiones. En cuanto a su uso externo, es utilizada para lavar heridas.

✓ Miel de castaño: Acelera la circulación sanguínea, además de actuar eficazmente en los casos de disentería.

✓ Miel de encina: Es utilizada en casos de asma y contra las afecciones bronquiales.

✓ Miel de eucalipto: Es utilizada para desinfectar las vías urinarias.

✓ Miel de girasol: Tiene un alto contenido de vitamina E.

✓ Miel de espliego: Actúa como antiséptico de los pulmones y los bronquios para combatir la tos rebelde, el asma, la tos ferina, gripe y laringitis. Es tónica, antiespasmódica, diurética y antirreumática.

✓ Miel de romero: Favorece las funciones del hígado y está, sobre todo, indicada en los casos de ascitis con hígado hinchado, cirrosis e ictericia. Es un estimulante, ya que combate el agotamiento físico e intelectual.

✓ Miel de tomillo: Es antiséptica y aumenta la energía y la fuerza física. Activa las funciones intestinales y está recomendada en catarros, bronquitis y rinitis. Es muy eficaz en los casos de depresiones.

La miel y el limón:
una combinación perfecta

Seguramente usted ya conoce las magníficas propiedades del limón, y ahora ya también conoce las de la miel, por lo tanto imagínese estos dos alimentos juntos. Así es, esta sencilla mezcla se utiliza para aliviar varios tipos de dolores de garganta, y también algunas úlceras.

Y para quienes crean que el efecto de este tipo de remedios es más sugestivo que científico, deben saber que, por ejemplo en este caso, la misma vitamina C del jugo de limón contiene efectos que son inmunoestimulantes y antiinfecciosos para el organismo. Por su parte, está comprobado que la miel posee propiedades curativas, que nos ayudan a aliviar dolores de garganta y algunos tipos de infecciones.

Ahora bien, como es sabido, un dolor de garganta se puede originar tanto por un virus como por una bacteria. En el caso de que los problemas se originen debido a los agentes bacterianos, los analgésicos pueden ser muy útiles para combatir el dolor. Pero si bien las bacterias suelen ser el primer agente externo en llegar a la parte posterior de la garganta, generalmente esto se superpone a una contaminación virósica. Y de hecho, la mayor parte de los casos comienzan en la forma de una infección virósica, por lo que ningún antibiótico puede resultar útil.

Según afirman los expertos, la bacteria que más dolores de garganta suele provocar es el *Streptococcus pyogenes*, un germen que de hecho puede también generar fiebre reumática o inflamación renal. En estos casos, los tratamientos mediante antibióticos son fundamentales para revertir los síntomas; sin embargo, los experimentos científicos han demostrado también que la misma miel puede llegar a inhibir al *Streptococcus pyogenes*. Aunque la dosis se vuelve más efectiva si va acompañada de algunas gotas de limón. Por tal motivo, jamás dude en ingerir esta mezcla cuando sienta apenas un pequeño dolor en la garganta.

El polen, un complemento magnífico

El polen es el elemento masculino de la flor. Es un polvo fino que va del color blanco al negro, aunque generalmente es de la tonalidad amarillo a marrón. Es de sabor amargo, aunque en algunos pocos casos semidulce.

¿Cómo se obtiene el polen?

Las abejas se desplazan en los pétalos de las flores, cepillan el polen con un peine que llevan en las patas, y van añadiendo líquido que ellas hacen, así forman una pasta que redondean formando bolitas, las cuales colocan en sus patas y las transportan hasta la colmena. En ella el apicultor ha colocado, en la entrada, una trampa llamada cazapolen (rejilla con multitud de agujeros, del tamaño de la abeja). La abeja al pasar por ella para entrar en la colmena, roza con sus patas el extremo de este agujero y caen las bolitas de polen que lleva en ellas.

Como cada cazapolen va atrapando cientos de bolitas, el apicultor visita el colmenar y vacía los cajones, recogiendo así el polen que han llevado las abejas a lo largo del día. Una vez recogido, lo traslada a su almacén, donde lo seca con una máquina de aire caliente, que evita que el polen se deteriore. Posteriormente está listo para comercializarse.

El polen cuenta con una gran riqueza nutritiva natural. Comprende en distintas proporciones todo lo que es necesario para el organismo:

• Proteínas.

• Aminoácidos.

• Hidratos de carbono.

• Enzimas.

Por tanto, el polen es energía vital en estado puro. Tiene un poder biológico como un equilibrante orgánico que regula la acidez fisiológica; es un estimulante energético y compensador mineral y vitamínico.

Dentro de sus propiedades, favorece el buen funcionamiento intestinal, es antibiótico y estimulador de las células cerebrales. Se recomienda en casos de:

• Anemia.

• Arteriosclerosis.

• Colitis.

• Trastornos del crecimiento.

- Diabetes.

- Gripe.

- Impotencia sexual.

- Próstata.

Pero en general, puede consumirse para mantener una buena salud, es recomendable una dosis de 15 a 20 gramos diarios (una cucharada sopera) y para los niños, de 5 a 15, pudiéndose consumir directamente con fruta y cereales o disuelto en leche, jugos o infusiones.

Composición del polen

- 15% de agua (en su origen).

- 20% de materias albuminoides.

- 40% de aminoácidos.

- 30% de glúcidos.

- Vitaminas.

- Rutina (excelente para el crecimiento).

- Oligoelementos naturales.

Razones para consumir polen

- Es un excelente reconstituyente intelectual, dando una sensación de optimismo y bienestar. Muy aconsejable en depresiones, irritabilidad y neurastenia.

- Ayuda a ganar peso en los casos de desnutrición.

- Es muy adecuado en la anemia. Puede llegar a aumentar 22.5% los glóbulos rojos y la hemoglobina en 18%.

- Gracias a su contenido en riboflavina el polen mejora la visión.

- Es uno de los elementos que forman parte de muchas cremas de belleza, ya que suaviza y afina la piel.

- Detiene la caída del cabello, ya que contiene cistina, un ácido aminado azufrado que refuerza el sistema piloso.

- El polen tiene una acción muy eficaz sobre la próstata.

- Combate el estreñimiento, la enteritis y la colibacilosis. Su papel es regulador.

- Fortifica el sistema reticular, especialmente el capilar.

- Y aumenta el metabolismo de las futuras mamás al contener ácidos aminados.

Una manera muy sencilla de consumir polen es tomándolo en té de manzanilla, endulzado con una cucharada de miel de abeja. Como podrá ver, el polen es simple y sencillamente el complemento perfecto de la miel.

La jalea real

Durante un periodo de su vida, las abejas segregan a través de sus glándulas faríngeas frontales una sustancia líquida de color blanco que en contacto con el aire se espesa y llega a solidificarse. Esta sustancia se conoce como jalea real y su sabor es áspero y ácido.

Sin embargo, para darse una idea de la importancia de esta pequeña sustancia, le diremos que la abeja reina se alimenta toda su vida de jalea real. Y gracias a ella puede llegar a desovar 2,000 huevos fecundados cada 24 horas. Esto demuestra la riqueza nutritiva de este alimento.

Pero ¿qué contiene la jalea real que la hace un alimento tan poderoso?

- 12% de prótidos, gran parte de ellos en forma de aminoácidos.

- 9% de azúcares.

- 66% de agua.

• Vitamina B.

• Minerales.

• Oligoelementos.

Entre sus propiedades terapéuticas se encuentra su eficacia contra la astenia, la anorexia, el envejecimiento prematuro, algunas enfermedades de la piel y la arteriosclerosis.

Pero sin duda, hoy en día, la jalea real es muy utilizada para corregir problemas de esterilidad. Esto gracias a un asombroso estudio que se realizó sobre las maravillosas propiedades de rejuvenecimiento sexual de la jalea real. Los médicos de El Cairo, Egipto, administraron jalea real a un grupo de hombres que eran estériles. La jalea real no sólo aumentó su conteo de espermas y los hizo más activos, sino que también promovió el crecimiento de sus órganos vitales. También las eyaculaciones parecieron ser más frecuentes. Se recomienda un promedio de 20 miligramos al día para problemas de esterilidad y de pobre desempeño sexual.

Para obtener todos esos beneficios (en el caso de no padecer esterilidad) y fortalecer el organismo en general, cualquier persona puede consumir diariamente lo que recoja de jalea real (aproximadamente dos gotas) con la punta de un palillo, el cual se coloca bajo la lengua y se retira cuando haya desaparecido el sabor. Esto se hace diariamente en ayunas. No exceda la dosis porque resultaría tóxico. Verá que en pocos días aumentará su vigor sin la necesidad de algún medicamento.

Otros productos terapéuticos

Ya hemos asimilado las propiedades de la miel, el polen y la jalea real; sin embargo, todavía existen tres productos de la abeja que al igual que los tres primeros, tienen fines terapéuticos, los cuales son:

✓ La cera.

✓ El propóleo.

✓ La apitoxina.

La cera

Es otro producto apícola tradicional. Es una sustancia segregada por las mandíbulas ceríferas de las abejas domésticas, en el segundo periodo de su fase adulta, justo después de ser nodrizas (almacenistas).

Es una sustancia de composición muy compleja con un elevado número de átomos de carbono. Es segregada en forma líquida solidificándose a la temperatura interior de la colonia en forma de escamas. Es de bajo peso pero resiste tracciones o pesos relativamente importantes. La cera actualmente tiene poca importancia como aprovechamiento apícola.

Aun así, existen dos tipos de cera:

• Opérculos. De elevada calidad y precio.

• Cera vieja. De menor precio, procede de los panales viejos. Se forman unos lingotes y se cambian por cera estampada.

Los apicultores extraen la cera fundiendo en agua hirviendo los panales, restos de cuadros, opérculos, etc. Después de un lento enfriamiento y por diferencia de densidad se extrae un bloque o cerón. También se utilizan para fundir, las calderas de vapor de agua y los cerificadores solares.

Los bloques o cerones se venden en bruto a las industrias especializadas, que se encargan de elaborar nuevas láminas estampadas y preparadas para colocar en los cuadros a introducir en la colmena. De este modo se ahorra tiempo y trabajo a las colmenas, permitiendo un aprovechamiento óptimo de las floraciones.

Antiguamente la cera se empleaba en la fabricación de velas, pero actualmente es la propia industria apícola la principal consumidora de cera de abejas; otros usos son como ingrediente o soporte en productos específicos para la industria cosmética, la farmacéutica, en medicina, en fabricación de pinturas, etcétera.

¿Qué fines terapéuticos tiene la cera de abeja? Para responder esta pregunta, analizaremos el padecimiento y posteriormente, mencionaremos el remedio, tal y como lo hicimos con la miel.

Mareos

Son las náuseas y vómito causados por movimientos del cuerpo violento o repetido. El mareo por movimiento puede ir precedido de sudoración, dolor de cabeza o fatiga. Es más frecuente en los niños, y a menudo desaparece con la edad, cuando el órgano del equilibrio (los conductores semicirculares del oído interno) se vuelve menos sensible a los movimientos por alguna forma de transporte, como los aviones, los coches o los barcos. También puede ser debido a algún juego mecánico de entretenimiento, como la montaña rusa.

Remedio

Mastique un trozo de esta cera durante el viaje, o por lo menos unos minutos hasta que desaparezcan los mareos.

Vómito

Su nombre médico es emesis, y consiste en la expulsión violenta de la totalidad o parte del contenido del estómago mediante la acción en sentido contrario del peristaltismo, que son las contracciones de la capa muscular del estómago.

El vómito es un síntoma de diversos trastornos, algunos localizados en el estómago y otros de tipo general. Suele ir precedido de pérdida del apetito y náuseas. La causa más frecuente es la gastritis aguda o crónica (inflamación del estómago). El vómito es a veces consecuencia de una úlcera péptica, sobre todo si existe estenosis del píloro (estrechez de la abertura inferior del estómago). El vómito es también un síntoma de cualquier obstrucción intestinal.

Los lactantes pueden vomitar por muchos motivos; algunos tienen más predisposición que otros, pero en estos casos el síntoma no es en general alarmante, siempre que el niño siga ganando peso y presente buen estado general.

Remedio

Mastique un trozo de cera, hasta que desaparezca el vómito por completo.

Cabe destacar que la cera también sirve para mantener fresco el organismo ante temperaturas muy altas. Por tal motivo, si usted va a someterse a temperaturas altas, no dude llevar entre sus cosas un poco de cera de abeja.

Propóleo

Esta sustancia es producida por las abejas a partir de la recolección de resinas de especies arbóreas y su mezcla con cera en la colmena. El propóleo evita pérdidas de calor durante el invierno al depositarse sobre las grietas del nido o colmena. Reduce la piquera y aísla las partículas extrañas que se depositan dentro de la colonia para evitar su descomposición.

El propóleo se recolecta colocando en la parte superior de la colmena, por debajo de la tapa, una malla de plástico de 3 mm. Como las abejas no pueden pasar, tienden a cerrar el hueco. Cuando la malla está propolizada se conserva a temperatura frigorífica durante un tiempo, se saca y se enrolla. La producción media alcanza los 50 g por colonia al año.

Las aplicaciones del propóleo son diversas. Se emplea en la fabricación de cosméticos, barnices, pinturas, medicamentos, etc. Tiene propiedades antisépticas especialmente en infecciones de ojos, eczemas, infecciones de garganta, úlceras, enfermedades del tracto urinario, dermatología, ortodoncia, etcétera.

La apitoxina

La apitoxina es el veneno de la abeja. Es un producto que se emplea en medicinas por su poder antiartrítico y en la preparación de antialérgicos. Se produce en las glándulas situadas en la parte posterior del último segmento abdominal de la abeja.

Se obtiene colocando en el piso de la piquera una esponja cubierta por unos hilos desnudos de cobre por los que se hace circular una corriente eléctrica pequeña y a intervalos, las abejas al entrar reciben la descarga y clavan el aguijón en la esponja, pudiendo recuperarlo después; poco a poco van quedando en las esponjas las gotas de veneno que se recogen posteriormente. Las colonias sometidas a esta producción suelen aumentar la agresividad de forma notable, por lo que conviene instalarlas lejos de las zonas habitadas para prevenir ataques.

El veneno de abeja tiene propiedades bactericidas, hemolíticas, anticoagulantes y tónicas. Es el mayor vasodilatador conocido, fluidifica la sangre al ser anticoagulante, se le reconocen propiedades en casos de reumatismo y actualmente el veneno es utilizado de forma racional en algunos países. Por lo que puede ser fácilmente encontrado en alguna tienda naturista.

Conclusión

La miel es tan pura como saludable, ya que se conserva y nunca se echa a perder. Es la mejor de todas las sustancias conservadoras. Las mieles más deliciosas provienen de los capullos del higo y las flores silvestres.

El polen son los granos sexuales masculinos de las plantas que tienen semillas, el cual es transportado por las abejas a sus colmenas. El polen es comparable a los espermatozoides de los seres humanos y los animales. Cuando las abejas entran a la colmena la sustancia cae al fondo, de donde lo recoge el apicultor después para venderlo a la industria de alimentos naturales para que sea consumido por los seres humanos.

El propóleo es una sustancia resinosa recogida por las abejas, proveniente de los brotes de las hojas y las cortezas de los árboles. Las abejas usan esta sustancia para sellar cualquier abertura o grieta en la colmena.

La jalea real es una sustancia pegajosa que secretan las glándulas que están cerca de la boca de las abejas obreras, las productoras de miel. Es una masa gomosa, de un blanco perla, que contiene una gran reserva de proteínas y azúcares invertidos como la glucosa y la lebulosa o fructosa.

Mientras que la cera se obtiene del panal de la abeja. Después de que se quita la miel de los panales, éstos se lavan rápida y totalmente con agua. Entonces se derriten con agua caliente o con vapor, se cuelan y se ponen en moldes para que se enfríen y endurezcan.

Pero lo que es de suma importancia, es que entre estos cinco productos fabricados por las abejas, podemos aliviar un sin fin de padecimientos, enfermedades y problemas de la piel. Por lo que le aconsejamos que siempre tenga en su despensa un frasco lleno de miel pura y cristalina que le puede proporcionar salud, bienestar y sobre todo tranquilidad.

Apéndice

Tradicionalmente a la miel de abeja se le han atribuido muchos beneficios en la salud. Lo que casi todo el mundo conoce es que la miel procede de las abejas, las cuales la producen a partir del néctar que recogen de las flores y las plantas del campo, pero son pocos los que saben el trabajo necesario para producirla. Pues bien, para producir medio kilogramo de miel, las abejas necesitan hacer entre dos millones y dos millones y medio de viajes.

Pero además, es muy común que las personas no conozcan el verdadero valor nutricional, energético y terapéutico que tiene la miel y algunos productos de las abejas. Ahora bien, la miel se compone principalmente de 16 tipos de azúcares, siendo las dos predominantes:

- La fructosa.

- La glucosa.

Ésta es la razón por la que la miel actúa tan rápido produciendo energía, puesto que estos dos elementos se describen como predigeridos, por lo cual cuando entran en el cuerpo y son asimilados, comienzan a funcionar directamente. La miel de abeja tiene la capacidad de endulzar 25 veces más que el azúcar ordinaria, por lo que es considerada uno de los alimentos más nutritivos que se conocen por su contenido de vitaminas, sales minerales y azúcares de fácil digestión.

La composición química de la miel nos muestra que es una mezcla compuesta principalmente por:

- Los azúcares (carbohidratos). Ambos azúcares suponen 75% en peso de la miel, estos carbohidratos o azúcares son: la glucosa y la fructosa.

- Su siguiente componente mayoritario es el agua.

- Posee también ácidos orgánicos.

- Proteína.

- Minerales, tales como: fósforo, magnesio, calcio, hierro, sodio y potasio.

- Vitaminas C, B_1, B_2 y B_6.

- Sacarosa en 1%.

Por tanto, la miel puede llegar a ser hasta 1.5 veces más dulce que el azúcar. La miel líquida contiene unos 82 g de carbohidratos por cada 100 gramos y proporciona unas 304 kilocalorías. Así, una cucharada de miel con 21 gramos, contiene aproximadamente 17 gramos de carbohidratos y a razón de unas 4 kilocalorías por gramo, su poder calórico será de 68 kilocalorías. Aproximadamente 95% de los carbohidratos encontrados en la miel son fermentables.

La miel contiene también aminoácidos y ácidos orgánicos como el acético, butírico, cítrico, fórmico, glucónico, láctico, málico, piroglutámico, y succínico. El ácido orgánico principal es el ácido glucónico. Por tanto, a la miel podría considerársele el alimento perfecto, porque, además de su delicioso sabor, tiene propiedades no sólo nutricionales sino medicinales.

Debido a sus componentes, la miel está clasificada en el grupo de los alimentos hidrocarbonados, es decir, los que están formados por hidrógeno, carbono y oxígeno, elementos que proporcionan calorías al organismo, lo cual se traduce en energía.

Sus propiedades cicatrizantes y humectantes la convierten en el ingrediente número uno de cremas y ungüentos para la piel. Diluida en leche tibia es una excelente loción que se aplica en el rostro y el cuerpo; mezclada con yema de huevo y unas gotas de aceite de almendras para cutis seco o jugo de limón para cutis grasoso. Pero además, mezclada con una infusión de berros, sirve para atenuar las manchas en la piel, y combinada con glicerina y jugo de limón ayuda a aliviar irritaciones y quemaduras causadas por la insolación.

En caso de irritación en la garganta producida ya sea por gripe, inflamación o lesión o ulceraciones en la boca, se recomienda hacer gargarismos con una cucharada de miel diluida en medio vaso de agua tibia. Igualmente, en casos de tos, gracias a los monosacáridos, la miel tiene un efecto expectorante y antitusígeno.

Por su parte, a las personas que sufren de úlcera gástrica se les aconseja tomar una cucharadita de miel pura en las mañanas, dejándola diluir bien en la boca antes de tragarla; luego, debe esperarse al menos una hora antes de ingerir cualquier otra cosa. La combinación de miel y jugo de limón también se recomienda para casos de fiebre.

Su consumo tiene efectos positivos a nivel del corazón, ya que favorece la producción de fosfatos orgánicos que regulan el ritmo cardíaco y estimulan el riego coronario. Igualmente, por ser rica en minerales y oligoelementos, influye sobre las enfermedades reumáticas; estimula el metabolismo hepático, por lo cual tiene un efecto desintoxicante en todo el organismo, y es un extraordinario reconstituyente.

La miel posee un gran poder antibiótico y emoliente, por lo que ha sido utilizada desde siempre en el tratamiento de heridas, quemaduras, úlceras, etc., debido a su contenido en una sustancia de efecto antimicrobiano denominada inhibina.

La miel tiene una acción benéfica sobre la piel a causa de las propiedades nutritivas, emolientes y bactericidas que posee y que la convierten en un excelente cicatrizante. También nutre los tejidos epiteliales y las ramificaciones nerviosas subcutáneas.

La práctica de inhalaciones a base de miel se remonta a una época muy antigua, debido a que la miel actúa sobre las mucosas de la nariz, laringe y sobre los alvéolos pulmonares. De este modo, ejerce un efecto bactericida local y fortificante general del organismo. Es muy eficaz en el tratamiento de rinitis aguda y crónica, faringitis, bronquitis y otras enfermedades respiratorias. Sin embargo, también se puede suministrar como jarabes, que pueden ayudarnos a combatir principalmente la tos.

La miel ya era utilizada contra las afecciones pulmonares. Hipócrates indicaba que una bebida a base de miel era un buen expectorante y calmante de la tos. Por lo que algunos autores aconsejaban al aparecer los primeros síntomas de tuberculosis se tomara una mezcla de miel con pétalos de rosa. Sin embargo, está comprobado que la miel mezclada con avellana constituye también un buen remedio para la tos crónica y favorece la expectoración. En los casos de tuberculosis está recomendado tomar miel disuelta con leche o mezclada con grasa de origen animal.

Las personas que padecen de hemorragias pulmonares deben tomar una infusión de miel con jugo de zanahoria para acabar con el problema. En tanto que las afecciones cardíacas se pueden controlar y corregir consumiendo grandes cantidades de miel, ya que contiene gran cantidad de glucosa fácilmente asimilable y produce un efecto muy favorable sobre el miocardio. En todos aquellos casos en que la cura depende de la capacidad de trabajo del corazón, está indicada la miel con la finalidad de excitar su actividad y nutrir sus células.

Las afecciones gastrointestinales, tales como el estreñimiento se pueden revertir con tan sólo el suministro de miel, ya que ésta progresa a través del tracto gastrointestinal y tiene influencia sobre los movimientos peristálticos. La miel también tiene incidencia sobre la secreción de jugo gástrico.

La miel actúa como tónico general del organismo, permitiendo un aumento de peso, mejorando la composición de la sangre, normalizando la acidez del jugo gástrico y disminuyendo la irritabilidad del sistema nervioso.

En el caso de úlceras gástricas, la miel ejerce un doble efecto. Por un lado tiene una acción local que favorece la cicatrización de la úlcera de la mucosa gástrica semejante a la que ejerce sobre las heridas y ulceraciones externas. Por otro lado, tiene una acción fortificante de todo el organismo, sobre todo del sistema nervioso. Este último efecto es de gran importancia, ya que hay una influencia marcada de la disfunción de los receptores del estómago con la aparición de este tipo de dolencias. Se recomienda tomar miel como un medicamento 2 horas antes del desayuno y 3 horas después de cenar.

La miel también tiene propiedades terapéuticas eficaces en ciertos problemas de asimilación o de insuficiencia digestiva. Por sus propiedades antisépticas, su acción sobre la flora intestinal es destacable, especialmente en lactantes. En los problemas de estreñimiento una cucharada sopera de miel acompañada de fruta es lo más aconsejable como remedio natural.

La acción de la miel sobre las afecciones hepáticas viene marcada por la relación glucosa-fructosa que contiene. Estos azúcares son de fácil absorción y posteriormente pasan con mucha rapidez al torrente sanguíneo. La glucosa se absorbe rápidamente, lo que provoca una creación casi instantánea de energía que el cuerpo necesita. La fructosa se absorbe más lentamente, manteniendo los niveles de azúcar durante un tiempo prolongado. Este efecto se explica porque la fructosa activa los procesos de combustión de azúcares para la producción de energía y se calcula que acelera 10 veces su velocidad de reacción. Con todo esto se consigue un aprovechamiento mayor de los otros azúcares y se necesita menos trabajo del hígado, al gastar menos glucógeno. Para estos casos se recomienda mezclarla con requesón, papillas de cereales y manzana.

En diversas publicaciones médicas se mencionan estudios sobre las propiedades curativas de la miel en casos de afecciones renales. Se recomienda que los enfermos con afecciones renales introduzcan la miel en su dieta, particularmente en casos graves. Su eficacia en este caso se explica por el hecho de que contiene pocas proteínas y está casi libre de sales, que son las dos sustancias contraindicadas en el caso de afecciones renales.

Los especialistas consideran que el estado enfermizo de riñones, vejiga y vías urinarias conlleva a un malestar general de todo el organismo, quedando afectadas las actividades del corazón, hígado, sistema nervioso y sistema endocrino. En estos casos la miel ejerce un efecto beneficioso ya que es una solución hipertónica que aporta 37-40% de glucosa, la cual se absorbe con gran facilidad.

En la medicina popular se conocen desde hace mucho tiempo las influencias benéficas que tiene la miel sobre el sistema nervioso. Por tanto, a las personas nerviosas extenuadas o fatigadas, con el fin de recuperar su estado normal, se les recomienda que tomen por la tarde un vaso de agua caliente con una cucharadita de miel y el jugo de medio limón o media naranja.

Pero además, la miel es aconsejable para tratar la inflamación de los párpados, conjuntiva y córnea, las úlceras y demás afecciones de los ojos. Sin embargo, es importante mencionar que para tratar enfermedades oculares, se debe utilizar miel estéril de panal.

Por último, se han encontrado aplicaciones de la miel como protectora de los diversos agentes nocivos externos. Para prevenir las enfermedades causadas por radiaciones, en algunos países se recurre a un preparado a base de miel. Pero además, es muy recomendada para aquellas personas que realizan largas rutinas de ejercicio, ya que les aporta las energías necesarias.

Índice

OTROS TÍTULOS DE ESTA COLECCIÓN

- *Curación por la cebolla*

- *Curación por el ajo*

- *Curación por el árnica*

- *Curación física y emocional con las flores*

- *Curación con frutas y verduras*

- *Adivinanzas, rondas y canciones infantiles*

- *Libro de los horóscopos*

- *Fengh-Shui (el arte de la armonía espiritual)*

- *Recetario de belleza natural*

- *Vida de hombres célebres*

Esta obra se terminó de imprimir el mes de Mayo del año 2011 en los talleres de: **DIVERSIDAD GRAFICA S.A. de C.V.**, Privada de Av. 11 #4-5 Col. El Vergel Del. Iztapalapa C.P. 09890 México, D.F. 5426-6386, 2596-8637. Impresion: Cinco mil ejemplares.